RECHERCHES

SUR

LA TYMPANITE

ET

SON TRAITEMENT

PAR

LE Dr JEAN JABLONSKI

(DE PARIS)

PARIS

J.-B. BAILLIÈRE ET FILS

LIBRAIRES DE L'ACADÉMIE IMPÉRIALE DE MÉDECINE

19, rue Hautefeuille, près le boulev. St-Germain.

1870

RECHERCHES

SUR LA TYMPANITE

ET SON TRAITEMENT

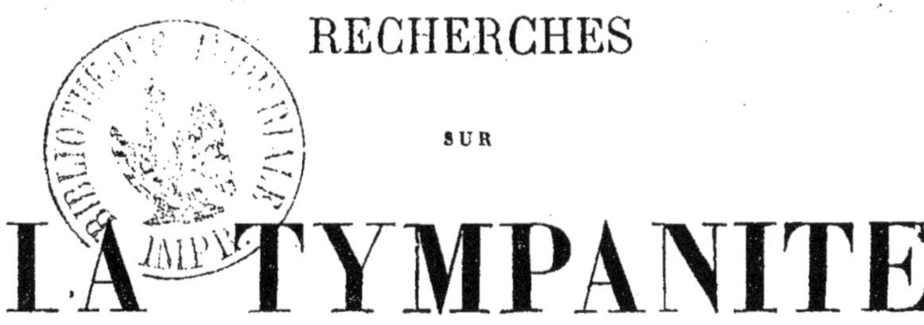

RECHERCHES

SUR

LA TYMPANITE

ET

SON TRAITEMENT

PAR

LE Dr JEAN JABLONSKI

(DE PARIS)

PARIS

J. B. BAILLIÈRE ET FILS

LIBRAIRES DE L'ACADÉMIE IMPÉRIALE DE MÉDECINE

19, rue Hautefeuille, 19

1870

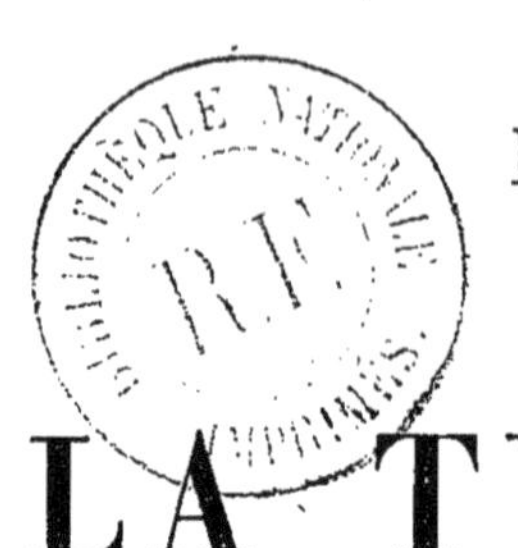

RECHERCHES

SUR

LA TYMPANITE

ET

SON TRAITEMENT

La *tympanite* (hydropisie sèche et flatulente d'Hippocrate) est une maladie caractérisée par l'accumulation dans l'abdomen de gaz de natures diverses.

Quoique la plupart des traités de pathologie n'en fassent aucune mention, c'est une affection bien caractérisée, nettement définie, et qui doit avoir sa place marquée dans le cadre nosologique. Elle mérite d'autant mieux notre attention que, loin d'être une maladie toujours bénigne (comme sembleraient vouloir l'insinuer les différents auteurs qui ont écrit sur les pneumatoses, les flatuosités et les borborygmes), elle présente souvent des symptômes très-graves, même lorsqu'elle n'est pas le résultat d'une affection organique, comme par exemple une occlusion ou une gangrène intestinales.

Le hasard m'ayant permis d'étudier de près un de ces cas graves de tympanite idiopathique, j'ai cru devoir porter à la connaissance de nos confrères l'observation complète de la maladie et les réflexions qui m'ont été suggérées tant par le sujet lui-même que par la lecture des travaux qui ont été publiés sur cette question si intéressante de la production et du développement des gaz dans l'organisme.

Observation d'un cas de tympanite idiopathique grave. — Guérison.

Mme X..., âgée de 28 ans, douée d'une bonne constitution, est devenue enceinte pour la première fois il y a huit ans, quelques mois seulement après son mariage. Dès le commencement de sa grossesse, elle s'aperçut d'un gonflement excessif du ventre, à tel point qu'elle alla consulter plusieurs médecins qui crurent d'abord à une grossesse gémellaire, mais qui reconnurent bientôt l'existence d'une tympanite coïncidant avec la grossesse.

L'accouchement se fit à terme dans de bonnes conditions, mais la délivrance fut moins heureuse : une portion du placenta restée plusieurs jours dans la matrice détermina des accidents violents d'hystéralgie qui ne cédèrent qu'à l'emploi répété du chloroforme à haute dose. (Notons en passant qu'avant cette époque la malade n'avait éprouvé aucune espèce d'accidents nerveux.)

Après l'accouchement, la tympanite persista, puis elle disparut pour revenir ensuite sous l'influence d'une contrariété, des variations atmosphériques, etc. De temps en temps (environ tous les trois ou quatre mois), la malade éprouvait des aggravations dans son état, des espèces de crises pendant lesquelles elle était tout à coup prise de constipation opiniâtre, de météorisme avec douleurs violentes, etc.

Au bout de deux ou trois jours, sous l'influence d'un traitement approprié, tel que le charbon végétal, les teintures de noix vomique ou de bryone, etc., la tympanite disparaissait subitement, les gaz sortaient en grande abondance, inodores, puis les matières suivaient et immédiatement après la malade éprouvait un soulagement complet.

Le 2 juin 1869, Mme X... a été prise tout à coup de constipation, ballonnement du ventre avec développement de gaz, coliques, etc.

Le médecin appelé près d'elle en toute hâte lui administra sans succès des purgatifs énergiques, eau-de-vie allemande, etc.

Le Dr Serrand, mandé près de la malade, essaya à son tour l'emploi des moyens qui lui avaient toujours réussi dans des cas analogues : coloquinte, lycopode, camomille, bryone, quinquina à des dilutions diverses. Ce fut en vain.

Le 9 juin, le Dr Jousset fut appelé en consultation : il essaya sans aucun résultat de donner issue aux gaz par le rectum, au moyen de la sonde œsophagienne ; il fit administrer des lavements avec l'extrait de belladone, etc. Le lendemain, l'état de la malade empirant toujours, les médecins proposèrent l'emploi de l'électricité, et l'on me fit venir pour en faire l'application.

A ce moment, c'est-à-dire le vendredi soir 10 juin 1869, le ventre de la malade était extrêmement tendu, ballonné ; sa circonférence, au niveau de l'ombilic, était d'environ 1 mètre 60 centimètres, sa dureté était égale à celle du bois, à la percussion il rendait un son tympanique. Il était à peu près indolore à la pression, mais des douleurs spontanées et d'une intensité extrême survenaient par intervalles et faisaient pousser des gémissements à la malade ; immédiatement avant chaque douleur, on entendait se produire des gargouillements tout à fait amphoriques. Pas de nausées, pas de vomissements, la langue sèche, le pouls petit et fréquent, la respiration gênée, anxieuse ; la malade n'a pas dormi depuis huit nuits, elle n'a pas mangé depuis huit jours, elle est agitée, inquiète. Le visage et les yeux sont injectés, les lèvres prennent une teinte bleuâtre ; la malade a eu ce soir deux épistaxis ; elle perd un peu de sang par la vulve. Dans la nuit, la dyspnée va parfois jusqu'à l'orthopnée et les douleurs abdominales se rapprochent de plus en plus. Cependant je pratique sans succès l'électrisation des parois du ventre et de l'intestin même, au moyen d'un conducteur métallique introduit dans le rectum.

Le lendemain matin 11 juin, les douleurs augmentent encore. Je parviens à donner un peu de repos à la malade par l'emploi de l'opium à haute dose.

L'heure de la consultation arrive. La malade demande à grands cris une opération que son état indique suffisamment. Toutefois, avant de se décider à appeler un chirurgien, nous prescrivons à Mme X... une potion avec 30 gouttes d'ammoniaque à prendre par cuillerées. L'odeur et le goût en sont tellement désagréables à la malade qu'elle ne peut se résigner à la prendre jusqu'au bout.

Le même jour, à cinq heures du soir, M. Alphonse Guérin est appelé en consultation. Vu l'état grave de Mme X..., nous nous décidons à pratiquer immédiatement la ponction de l'intestin. Le Dr Guérin fait avec un petit trocart une piqûre dans l'hypochondre gauche, à quelques centimètres en dehors de l'ombilic. Il sort par la canule de l'instrument un flot de gaz inodores. Au bout d'une minute et demie environ, l'émission des gaz s'arrête tout à coup. La malade a dégonflé incomplétement, mais le Dr Guérin, redoutant les accidents qui peuvent résulter du contact d'un corps étranger avec les tuniques de l'intestin, se décide à enlever la canule.

Aussitôt après la ponction, le pouls, qui battait 120 pulsations, n'en a plus que 96, et deux heures après 88. La langue devient humide et se nettoie presque instantanément, la dyspnée disparaît pour faire place à une sensation de bien-être. La malade accuse un mieux sensible; elle n'éprouve plus de douleurs. La nuit est bonne; mais, malgré l'ingestion d'une potion contenant 12 gouttes de teinture de noix vomique, et l'application d'un suppositoire avec 2 grammes d'aloès, le cours des gaz et des matières ne se rétablit pas.

Le 12 juin au matin, le ventre paraît un peu plus ballonné que la veille au soir. Je fais mettre un nouveau suppositoire aloétique. A neuf heures, la malade, après quelques efforts de défécation, a eu une évacuation insignifiante de mucosités; aucune émission de gaz n'a eu lieu.

Je continue toute la journée à faire prendre une potion avec 20 gouttes de teinture de noix vomique pour 125 grammes d'eau.

Je pratique aussi des onctions belladonées sur l'abdomen qui, dans la soirée, recommença à se météoriser comme la veille.

A la consultation du soir, les médecins ordonnent deux lavements d'asa fœtida (4 grammes pour chaque lavement) et une potion avec 30 gouttes de teinture de valériane pour 200 grammes d'eau, à prendre de deux heures en deux heures.

Au commencement de la nuit, la malade éprouve un peu de fatigue; vers deux heures du matin, il se manifeste de l'agitation, de l'anxiété; dyspnée, bouffées de chaleur; 120 pulsations. Je fais prendre à la malade une cuillerée de potion à la valériane toutes les heures. Vers cinq heures, elle se calme et dort jusqu'au matin.

Le 13, à huit heures du matin, les douleurs abdominales se montrent de nouveau; elles s'accompagnent de dyspnée, d'anxiété, etc. La malade a 96 pulsations. Vers onze heures, les phénomènes s'amendent un peu.

A deux heures de l'après-midi, le Dr Guérin se décide à faire une seconde ponction du côté droit de l'abdomen. Il sort encore moins de gaz que la première fois. Cependant la malade éprouve un soulagement passager, ce dont nous profitons pour lui administrer des pilules avec :

Extrait de belladone..... 10 centigrammes.
Poudre de belladone..... 20 centigrammes.

F. s. a. 20 pilules. Une toutes les deux heures. En même temps, on fait à la malade des onctions mercurielles sur le ventre.

Dans la soirée du 13, il y a un peu d'agitation, mais pas de douleurs abdominales. La nuit est calme ; la malade a dormi.

Le 14 juin, dès le matin, j'administre à Mme X... une pilule de belladone toutes les heures. Le pouls monte rapidement à 100 pulsations ; les pupilles sont dilatées.

On continue toutes les six heures les onctions mercurielles sur le ventre, mais il n'y a aucune apparence de péritonite.

A trois heures et demie du soir, la malade a une première garde-robe liquide, brunâtre, peu abondante.

Mme X... a en ce moment 130 pulsations, elle se plaint de bouffées de chaleur qui lui montent au visage, la langue est sèche ; il y a quelques nausées, de la soif, une constriction de la gorge ; pas de dilatation des pupilles. Le ventre est peu sensible.

A cinq heures a lieu une seconde évacuation peu abondante.

Le ventre est toujours gonflé. On ne donne plus la belladone que toutes les deux heures.

A onze heures du soir, troisième garde-robe peu copieuse.

La nuit du 14 au 15 est assez bonne. On continue la belladone toutes les trois heures.

Le 15, au matin, tous les symptômes d'intoxication belladonée ont presque disparu : 100 pulsations, pas de douleurs de ventre. Je prescris la belladone toutes les heures.

A dix heures et à dix heures et quart, quatrième et cinquième selles liquides. Les symptômes de la belladone reparaissent : les pupilles se dilatent, la vue est troublée ; les fosses nasales, le pharynx, la gorge, sont douloureux.

A onze heures moins un quart, sixième selle.

L'heure de la consultation étant venue, nous suspendons l'usage de la belladone. On se contente d'onctions belladonées sur le ventre et on donne à la malade 10 paquets de magnésie de 1 gramme chacun, à une heure d'intervalle.

Cependant le ventre de la malade semble se météoriser de nouveau ; les gaz ne s'échappent que par les voies naturelles.

A cinq heures du soir, le ventre a 1 mètre 33 centimètres de circonférence au niveau de l'ombilic. On se décide à faire encore une fois la ponction. M. Alphonse Guérin donne un coup de trocart à droite de l'ombilic : il sort des gaz inodores pendant une minute et demie ; un second coup de trocart, donné séance tenante à quelques centimètres à gauche de la ligne médiane, donne issue à une nouvelle quantité de gaz qui s'échappent par la canule du trocart pendant près de trois minutes.

Le ventre a encore après l'opération une circonférence de 1 mètre 20 centimètres. Il est souple, indolore. On ordonne à la malade des onctions mercurielles et une potion avec 25 gouttes de teinture de bryone pour 200 grammes d'eau. On permet à Mme X... de prendre un peu de bouillon jusqu'au lendemain matin.

La nuit a été assez tranquille, mais il n'y a pas eu d'évacuations.

Le jeudi matin 16, nous autorisons la malade à manger un œuf à la coque. Puis, à partir de onze heures, nous lui faisons prendre d'heure en heure une cuillerée à café de charbon de joubarbe de Wedekind.

A midi, les selles reparaissent plus abondantes. Vers trois heures du soir, les gaz commencent à sortir par la bouche et par l'anus A cinq heures du soir, je mesure la circonférence de l'abdomen, qui n'est plus que de 1 mètre 10.

Jusqu'à onze heures du soir, il y a eu 12 garde-robes. Les médecins ont permis à la malade de manger un peu de viande.

La nuit est bonne. Le vendredi matin, avant onze heures, il y a encore deux évacuations alvines. La malade se sent guérie : elle mange d'un bon appétit, son état général est excellent. On envoie Bourjeaud lui prendre mesure d'une ceinture abdominale élastique.

Au bout de huit jours, c'est-à-dire le 24 juin, la malade a un seul accès de tympanite qui cède le 26 au matin, après 16 prises de charbon et 8 gouttes de teinture de bryone.

Le 29 juin, sous l'influence d'une émotion morale, nouveau ballonnement qui cède, dans la matinée du 1er juillet, à l'administration de 21 gouttes de bryone.

Le 6 juillet, cédant au désir légitime de la famille, les médecins ordinaires de Mme X... acceptent une consultation avec MM. Nélaton et Tardieu. Tous sont d'accord sur ce fait que Mme X... n'est atteinte d'aucune affection organique, et que les symptômes qu'elle accuse sont sous la dépendance d'un état névropathique général. Ils pensent que les phénomènes de tympanite intestinale peuvent encore se reproduire de temps en temps, jusqu'à ce que l'intestin ait recouvré la tonicité, qu'une distension trop grande lui a fait perdre. En conséquence, et pour empêcher le retour des accidents, ils conseillent à la malade de faire usage à l'intérieur d'une eau ferrugineuse à minéralisation faible, l'eau d'Orezza par exemple, et de se soumettre à un régime sévère. Ils sont d'avis qu'un exercice modéré, la marche, les distractions, ne peuvent qu'être très favorables à l'état de Mme X..., et, à défaut d'un voyage en Allemagne ou en Suisse (qui ne pourrait être supporté dans les conditions actuelles), ils conseillent à la malade de faire chaque jour à domicile des lotions chaudes, auxquelles succéderont des frictions sèches, qui activeront les fonctions de la peau et la circulation périphérique.

Le 11 juillet, cinq jours après la consultation médicale, Mme X..., à la suite d'un bain tiède, est prise d'une légère diarrhée à laquelle succède, le 14, une constipation absolue. Le ballonnement abdominal apparaît et augmente le lendemain, malgré l'ingestion d'une grande quantité de charbon végétal et de 35 gouttes de bryone.

Le 16 juillet au matin, la malade commence à prendre des pilules de belladone selon la formule indiquée précédemment. Vers midi, elle est obligée de suspendre ce traitement à la quatrième pilule, à cause des accidents toxiques qui se traduisent par un violent mal de gorge et le trouble de la vision. De midi à six heures, la malade n'a voulu se soumettre à aucun traitement.

Le Dr Jousset, appelé près d'elle dans la soirée, a constaté l'accélération du pouls, la congestion du visage, de la céphalalgie, une dilatation extrême des pupilles, le tremblement des mains, etc. Il lui a prescrit du café et l'a fait lever. A huit heures du soir, tous les phénomènes d'intoxication avaient disparu.

A partir de ce moment, Mme X... a commencé à prendre toutes les deux heures une des pilules suivantes :

℞ Gomme ammoniaque....... 1 gramme.
Extrait de quinquina....... 1 gramme.
F. s. a. 20 pilules.

Après la troisième pilule, la malade a éprouvé une aggravation des douleurs, puis elle est devenue plus calme ; elle a dormi pendant une partie de la nuit, mais il n'y a eu ni émission de gaz, ni évacuation de matières fécales.

Les pilules ont été continuées jusqu'au 17 au matin. A neuf heures, le Dr Jousset prescrivit le *taraxacum leontodon*, que le Dr Josat prétend avoir employé avec succès dans le traitement des tympanites. (Voy. Thèses de Paris, 1840.) On donna à la malade 3 gouttes de teinture de taraxacum dans une cuillerée d'eau, et moins d'une heure après, l'accès de tympanite se terminait par une émission abondante de gaz.

Depuis ce temps, la malade n'a pas eu d'accidents sérieux ; toutes les fois qu'elle a senti venir la tympanite, elle a pris quelques gouttes de *taraxacum;* de temps en temps, pour combattre la constipation, elle a fait usage de quelques pilules de scammonée ou d'aloès, mais jamais elle n'a eu besoin de recourir à son médecin.

Tout récemment enfin, Mme X... vient de faire un voyage en Suisse dont elle a parfaitement supporté les fatigues ; nous avons donc tout lieu de la croire complètement et définitivement guérie.

L'observation que je viens de rapporter présente aux points de vue étiologique et thérapeutique certaines particularités qui méritent bien qu'on s'y arrête un instant. Aussi ai-je cru devoir les faire suivre de quelques réflexions sur la tympanite et son traitement.

Je ne parlerai point ici des tympanites des divers organes (vessie, utérus, etc.), je me bornerai à indiquer les variétés de tympanites qui ont leur siége dans le tube digestif et ses annexes : elles sont au nombre de cinq : 1° tympanite de l'œsophage; 2° tympanite de l'estomac; 3° tympanite de l'intestin grêle; 4° tympanite du gros intestin, et 5° tympanite du péritoine.

Ces variétés peuvent être réunies dans une seule et même classe que nous étudierons en prenant pour type la tympanite de l'intestin grêle. Nous réservons pour le chapitre du diagnostic les caractères différentiels des cinq variétés que nous venons de nommer.

Tympanite de l'intestin grêle. — C'est une maladie caractérisée par le développement et l'accumulation de gaz dans la portion d'intestin comprise entre les valvules pylorique et iléo-cæcale.

Etiologie. Au point de vue des causes, nous diviserons les tympanites de l'intestin grêle en *idiopathiques* et *symptomatiques.*

A. Nous classerons dans un premier groupe (tympanites idiopathiques) toutes celles qui ne dépendent ni d'une affection locale du tube digestif ou de ses annexes, ni d'une maladie générale. Ce groupe comprendra les tympanites qui résultent de la déglutition de l'air atmosphérique (1), celles qui se développent par l'ingestion de certains aliments, de certaines substances toxiques (par exemple : les champignons, le venin des serpents) ou de certains médicaments, comme les purgatifs salins (2), celles qui dépendent de la suppression accidentelle de la transpiration, celles qui résultent d'une variation brusque de la température ou d'un changement dans la pression atmosphérique (3).

A ce groupe, nous devons rattacher les tympanites qui semblent sous l'influence d'un trouble passager de l'innervation, comme, par exemple, celles qui surviennent à la suite d'une émotion vive.

B. Au second groupe appartiennent les tympanites qui résultent non plus d'un état nerveux passager, mais d'une maladie nerveuse bien caractérisée comme l'hypochondrie et l'hystérie. On pourra m'objecter, sans doute, que la ligne de démarcation est souvent difficile à établir entre l'*état* ou le *tempérament nerveux* et les *maladies nerveuses;* toutefois, il me semble que c'est là

(1) Voir Gérardin (Thèse de Paris, 1814), et Baumès (Traité des maladies venteuses, 1832).

(2) Voir Fodéré (Essai de pneumatologie, p. 51), Sydenham et Baumès.

(3) Voir Fodéré (Essai de pneumatologie, p. 93).

une distinction fort importante, tant au point de vue de l'étiologie qu'au point de vue du traitement. La constitution de l'individu mérite d'être prise en sérieuse considération dans toutes les maladies; mais vouloir faire de cette disposition (qu'on pourrait aussi appeler du nom barbare d'*idiosyncrasie*) la cause de tous les états morbides qui apparaissent chez l'individu, c'est, à mes yeux, une erreur aussi grande que de ne vouloir admettre d'autres causes morbides que celles qui viennent du dehors. Pour moi, l'homme agit et réagit : il a une activité propre, mais cette activité est modifiée par les divers agents de la matière au milieu desquels il vit. Et, pour en revenir à l'observation que je viens de publier, je prétends que, dans le cas de Mme X..., nous avions bien réellement affaire à une tympanite *idiopathique*, quoique les accès aient été déterminés deux ou trois fois par des émotions morales.

Parmi les tympanites symptomatiques, nous rangerons aussi, au même titre que les tympanites causées par des névroses, les tympanites symptomatiques d'une maladie générale telle que la chlorose, les cachexies, etc.

Dans le même groupe, mais dans une catégorie spéciale, nous placerons les tympanites qui proviennent d'une altération du tube digestif ou d'un obstacle mécanique situé sur son trajet. Ici encore nous rangerons les tympanites consécutives à une entérite, à une dysentérie ou à la fièvre typhoïde.

D'après M. Labric (thèse de Paris, 1852), l'obstacle qui s'oppose à la sortie des gaz et des matières accumulées dans l'intestin peut se produire de trois manières différentes :

1° Ou bien l'obstacle a lieu avec altération des parois intestinales, telles que l'hypertrophie du tissu cellulaire sous-muqueux de l'intestin, la formation de brides résultant de cicatrices, d'ulcérations, comme on en observe à la suite de l'entérite chronique, les tumeurs polypeuses ou cancéreuses, etc ..

2° Parfois l'obstacle réside dans l'intestin, comme, par exemple, les corps étrangers, les accumulations de matières fécales (1), les amas de vers intestinaux (2), l'invagination intestinale.

3° Enfin l'obstacle peut siéger en dehors de l'intestin, comme on le voit dans l'étranglement interne avec toutes ses divisions.

Séméiologie. La tympanite de l'intestin grêle, dégagée de toutes complications, présente des symptômes constants que l'observation de Mme X... nous a fourni l'occasion d'énumérer dans leur ordre de succession.

Mais, le plus souvent, la tympanite s'arrête pour ainsi dire dans son évolution, et la distension abdominale se termine dans la majorité des cas par l'émission naturelle des gaz. Nous laisserons de côté ces formes bénignes de la maladie pour nous occuper seulement de la tympanite à forme grave.

Le phénomène le plus remarquable de cette maladie est un ballonnement du ventre parfois très-considérable et qui se fait le plus souvent d'une manière rapide. La peau de l'abdomen est amincie, luisante.

Le gonflement demeure constamment le même, quelle que soit la position que prenne le malade. Souvent on voit se dessiner sous la peau du ventre ainsi distendue des bosselures formées par les circonvolutions intestinales; ces bosselures changent de place chaque fois

(1) Voy. Spœring, cité par Morgagni, lettre 38e.

(2) Voy. Hercule Saxonia (Prælect. pract., 2e partie, ch. 24) et Plater (obs. p. 656).

qu'il se fait un déplacement des gaz contenus dans la cavité de l'intestin.

La percussion de l'abdomen donne une sonorité exagérée, *tympanique;* cette sonorité ne varie pas quand on change la position du malade et qu'on le fait coucher sur les côtés. En percutant, on obtient au doigt une sensation de dureté comme si on frappait un morceau de bois.

L'auscultation fait entendre par intervalles des *bruits amphoriques* que l'on peut même percevoir à distance. Ces bruits se renouvellent avec plus ou moins de fréquence; ils précèdent habituellement les douleurs que ressent le malade.

Les douleurs de la tympanite sont plus ou moins violentes, plus ou moins rapprochées; leur durée n'est ordinairement que de quelques secondes, parfois de quelques minutes. Ces douleurs ne sont pas généralement augmentées par la pression.

Le plus souvent, et quand le ballonnement a atteint un certain degré, le malade a une constipation opiniâtre; cependant, on a vu dans certains cas les garde-robes avoir lieu (ainsi que le prouve l'observation de Mme X...).

Les vomissements sont très-rares dans la tympanite simple.

La distension considérable des anses intestinales par les gaz produit en outre des symptômes généraux qui résultent du refoulement des organes contigus : le diaphragme étant repoussé en haut, la base de la poitrine élargie, il en résulte une gêne de la respiration et de la circulation ; l'asphyxie peut en être la conséquence. On a alors la série des symptômes de l'asphyxie imminente : cyanose, dyspnée, etc.

Parfois aussi on observe des accidents de péritonite à la suite d'une rupture de l'intestin. Lieutaud (lib. I, obs. 270-486) cite deux cas de rupture des parois intestinales produite par une tympanite essentielle. Gendron en rapporte aussi une observation (1) : « Une femme d'une grande corpulence est atteinte d'une colique flatulente si atroce, qu'aucune éruption de flatuosités ne se faisait et qu'elle en périt bientôt. Le corps ayant été ouvert, on vit que les parois de l'intestin avaient été déchirées. » (Benivenius, lib. I, p. 287.)

Quelquefois la rupture peut être incomplète (voy. Haller, *Opuscules pathologiques*, obs. 26 ; et Morgagni, lettre 38e). Ce fait a été constaté à l'autopsie.

Diagnostic. Après la description des symptômes de la tympanite de l'intestin grêle, il convient de placer un résumé des caractères qui servent à la distinguer d'avec les autres formes de tympanite.

On a confondu pendant longtemps la tympanite de l'intestin grêle avec la *tympanite péritonéale*. Mais en y regardant de plus près, on s'aperçoit que la tympanite péritonéale est une maladie extrêmement rare et fort peu étudiée par les modernes. Ainsi les observations de Littre (2), de Lieutaud (3), de Combalusier (4), portent presque toutes sur des cas de tympanites intestinales ; l'observation fort remarquable sur laquelle Combalusier s'appuie pour défendre la théorie des tympanites péritonéales est une observation de kyste hydatique de l'épiploon (5). Duret (6) a été conduit par un grand nombre d'observations à émettre les conclusions suivantes : « La cause matérielle de l'hydropisie sèche n'est autre chose que le vent qui est contenu dans la

(1) *Journal de médecine*, n° 80.
(2) Mémoires de l'Académie des sciences, 1713.
(3) Lieutaud (lib. I, obs. 17, 70, 286).
(4) Combalusier (Pneumato-pathologie, p. 32).
(5) Pneumato-pathologie, p. 40.
(6) Duret (*De hydrope*, p. 283).

capacité des intestins et non dans celle du bas-ventre.»

Cependant Portal (1) a trouvé à l'autopsie des gaz dans la cavité du péritoine. Mais ce développement de gaz accompagnait une gangrène partielle de l'intestin. Nous trouvons une observation analogue dans Morgagni (lettre 38, f. 30) et dans Lieutaud (lib. I, obs. 270). En 1839, M. Fiaux a recueilli l'observation d'un cas de tympanite péritonéale dans le service du Dr Rayer : le sujet présentait une *perforation du duodénum* qui avait livré passage aux gaz épanchés dans le péritoine. Dans une autre observation recueillie par MM. Richard et Duhordel, et publiée dans le *Journal des connaissances médico-chirurgicales* (novembre 1842), il s'agissait d'un abcès ou d'une gangrène du poumon qui avait perforé le diaphragme et l'air passait directement des bronches dans la cavité péritonéale.

Enfin M. le Dr Michel Lévy a publié en 1849, dans la *Gazette médicale de Paris*, un cas de tympanite péritonéale ne résultant pas d'une perforation de l'intestin.

Du reste, le diagnostic différentiel de ces deux formes de tympanite est assez difficile à établir. Dans la tympanite du péritoine, les anses intestinales ne se dessinent pas sous la peau de l'abdomen; dans cette même tympanite, il doit y avoir absence de gargouillements, de constipation, de nausées. La percussion fait constater en outre une égalité parfaite du son dans toutes les parties de l'abdomen et l'absence de matité au niveau de certains organes comme le foie, la rate, la vessie distendue.

Les tympanites du côlon et de l'estomac ont pu aussi dans certains cas être confondues avec la tympanite de l'intestin grêle. Mais la *tympanite du côlon* résulte le plus souvent d'une obstruction intestinale (comme dans les

(1) Portal (Pneumatic, obs. 10, p. 244).

cas de Broussais et de Talma), d'une accumulation de matières fécales ou d'un obstacle quelconque résidant dans la dernière partie de l'intestin et que l'on peut ordinairement constater par le toucher rectal. Dans cette variété de tympanite, les coliques se font sentir sur le trajet du gros intestin, surtout dans les fosses iliaques ; le ballonnement et la sonorité se constatent principalement sur les côtés de l'abdomen; souvent on observe de la dysurie; enfin, dans les cas où la tympanite résulte d'un spasme rectal, l'introduction par l'anus d'une sonde en gomme élastique permet aux gaz de s'échapper et fait cesser immédiatement le météorisme (1).

La *tympanite de l'estomac* présente aussi des caractères spéciaux : ballonnement de la région épigastrique, douleurs dans cette région, régurgitations et émission de gaz par la bouche, absence de borborygmes, de mouvements dans le ventre ; si on applique l'oreille sur l'épigastre, on a la sensation d'un bruit assez semblable au murmure d'un ruisseau. Et cependant, on a pu confondre la tympanite stomacale avec l'hydropisie ascite. On en trouve des exemples dans Morgagni et dans Lieutaud ; ce dernier parle même d'un cas dans lequel une tympanite stomacale fut prise pour une grossesse, et Franck cite des observations d'après lesquelles la distension de l'estomac par des gaz était telle que cet organe descendait jusqu'au pubis. On a vu même cette distension amener la rupture de l'organe, ainsi que j'ai pu le constater moi-même chez une vieille femme dans le service de M. le Dr Delaunay, à l'Hospice général de Poitiers.

Quant à la *tympanite de l'œsophage*, c'est une maladie rare et qu'on ne peut guère confondre avec les autres

(1) Voy. pour les *tympanites du côlon*, Portal, Storck, Boerhaave, Van Swieten, Franck, Gendron, etc.

variétés de tympanite. Je ferai remarquer cependant que le spasme de l'œsophage est un symptôme fréquent de certaines névroses et que l'accumulation ou la rétention des gaz dans cet organe peut facilement en résulter, ainsi que cela s'observe chez les femmes qui éprouvent la sensation de la *boule hystérique*.

On a confondu encore les tympanites avec un certain nombre de maladies. Ce sont : 1° la *péritonite*, qui s'accompagne souvent, il est vrai, de développement de gaz, mais qui se distingue de la tympanite par les vomissements verdâtres, les douleurs si violentes à la pression, la fièvre, etc.

2° La *physométrie* ou *tympanite utérine*, maladie assez rare dans laquelle le son tympanique n'occupe pas toute l'étendue de l'abdomen et ne dépasse guère en haut l'ombilic. On peut le limiter à la percussion par une ligne circulaire qui, partant de l'ombilic et n'arrivant pas jusqu'aux dernières limites des régions iliaques, dessine la matrice distendue (1).

3° L'*ascite*, témoin le cas de cette fille à laquelle Alph. Leroi et Portal se disposaient à pratiquer la paracentèse, et qui, s'étant couchée un soir, se trouva tout à coup, le lendemain matin à son réveil, guérie de sa tumeur, qui n'était que venteuse. On reconnaît ordinairement l'ascite à la matité qui existe au niveau du liquide, à la fluctuation, etc.

4° L'*emphysème du tissu cellulaire* des parois abdominales, facile à distinguer par la crépitation que l'on obtient en comprimant légèrement le ventre avec le doigt. Combalusier en cite quelques exemples. M. Labric (2) en a vu un cas dans le service de M. Piedagnel,

(1) Voir pour la *tympanite utérine*, Mauriceau, de La Motte, Baudelocque, Franck, Duparcque, Lisfranc, etc,

(2) Labric (Thèses de Paris, 1852).

chez une femme âgée de 69 ans qui succomba à un cancer de l'estomac : deux jours avant sa mort, elle présenta une accumulation considérable de gaz dans les mailles du tissu cellulaire de la paroi abdominale. A l'autopsie, on trouva, entre la tumeur cancéreuse et les parois du ventre, des adhérences qui mettaient en communication la cavité stomacale avec le tissu cellulaire sous-cutané.

5° Les *kystes de l'ovaire*, qui forment au début une tumeur s'élevant du bassin et partant d'un côté ou de l'autre de la ligne médiane. Cette tumeur se développe lentement ; elle offre souvent des bosselures à sa surface. A la percussion, elle donne un son mat dans toute son étendue.

6° La *grossesse*, difficile à reconnaître dans les premiers mois, surtout lorsqu'elle s'accompagne de tympanite. A une époque plus avancée, la confusion ne devrait plus être permise, et cependant il y a des exemples nombreux de fausse grossesse dite *nerveuse* qui prouvent que souvent les accoucheurs n'ont su diagnostiquer la tympanite qu'après neuf mois et même davantage (1).

7° Diverses *tumeurs abdominales*, comme par exemple les corps fibreux de l'utérus, les tumeurs du foie, de la rate, etc. Le diagnostic différentiel de ces différentes sortes de tumeurs serait trop long à faire ici. Je me contenterai de rappeler l'observation citée par Portal (*Pneumatie*, page 200), d'une dame de 40 ans présentant un retard dans ses règles et au-dessous du foie une tumeur qu'on disait être une *obstruction*. On se disposait à l'envoyer à Plombières et on la préparait à l'usage de ces eaux par du petit-lait et des *apéritifs*, lorsque la prétendue obstruction, qui n'était autre qu'une tympanite, disparut tout à coup.

(1) Voy. Velpeau (Traité d'accouchements).

Mécanisme de production de la tympanite. — Nous venons de passer en revue les différents symptômes auxquels donnent lieu le développement et l'accumulation des gaz dans le canal digestif, et particulièrement dans l'intestin grêle; il nous reste maintenant à démontrer comment un semblable développement de gaz peut se produire et surtout persister dans les cas de tympanite grave.

Nous n'insisterons pas sur les différents modes de production des gaz : peu nous importe qu'ils viennent du dehors ou qu'ils soient développés sur place par la fermentation ou la putréfaction des substances renfermées dans le tube digestif. Nous chercherons seulement à expliquer le mode de formation des tympanites, qu'elles résultent, soit 1° d'une production anormale et considérable de gaz, soit 2° d'une disposition spéciale de l'intestin entravant la circulation des gaz qui s'y développent dans l'état physiologique.

Le développement rapide et considérable des gaz peut suffire à provoquer des tympanites du côlon ou de l'estomac : la distension de ces organes amène un tel rapprochement des bords des valvules iléo-cæcale et pylorique, qu'on pourrait voir se produire la rupture des parois plutôt que l'écartement des bords de la valvule ainsi rapprochés. Mais, pour l'intestin grêle, il est impossible d'admettre la même explication. Il faut qu'il y ait en outre une disposition spéciale de l'organe, d'où résulte un obstacle matériel au cours des gaz qui y sont renfermés.

Il suffit de se reporter au chapitre de l'étiologie pour voir que, dans un grand nombre de cas, les gaz sont retenus par un obstacle mécanique situé dans l'intestin lui-même ou dans l'épaisseur de sa paroi, ou quelquefois en dehors d'elle.

Il est aussi incontestable que souvent les troubles de l'innervation ont une grande influence sur la production des tympanites. Les observations de Morgagni, de Portal, de Lazare Rivière, de Vidal, de Baumès, etc., mettent ce fait hors de doute.

Aussi les anciens admettaient-ils que le *spasme* était toujours la cause de la tympanite essentielle. Cependant Willis avait démontré que la ligature de la 8e paire de nerfs, c'est-à-dire des pneumogastriques, produisait une sorte de paralysie de l'estomac et une distension de cet organe par les gaz. Le même Willis et Fréd. Hoffmann avaient aussi remarqué que dans l'agonie, et même après la mort, on voit parfois le bas-ventre se remplir de gaz et s'enfler prodigieusement. Ceci donna lieu à cette opinion défendue par Stahl (1) que, dans certains cas, la tympanite est causée par l'*atonie* ou la faiblesse des fibres du canal alimentaire.

Combalusier, dont l'opinion est d'un grand poids en pareille matière, s'exprime ainsi (1) : « Les vents dépendent ordinairement d'une double cause : l'une est matérielle, c'est l'air ; l'autre est pour ainsi dire efficiente, c'est le vice du tuyau membraneux, qui souvent consiste dans le spasme et quelquefois dans le relâchement. Cette vérité est conforme à l'expérience qui prouve qu'un homme sain prend pour l'ordinaire, sans danger, presque toutes sortes d'aliments. Il faut cependant convenir qu'il peut quelquefois se développer des aliments, par la fermentation ou par la putréfaction, une si prodigieuse quantité d'air qu'elle est en état de forcer les parois du tuyau, quelque égale et quelque vigoureuse que soit leur résistance, de les distendre violemment et de produire bien des fâcheux symptômes. »

(1) Stahl. *Disput. de flatulent.*

(2) Pneumato-pathologie, p. 98.

J'ai cherché à vérifier expérimentalement ces diverses hypothèses, et dans ce but j'ai pratiqué, avec l'aide du Dr Jousset, plusieurs expériences que je vais rapporter sommairement : On prend un animal vivant, un lapin par exemple, et on lui incise le ventre au niveau de la partie supérieure de l'intestin grêle, de façon à produire une hernie de cet intestin. On introduit par une incision, dans l'intestin ainsi hernié, une sonde en gomme élastique, et on lie sur cette sonde les bords de l'incision faite à l'intestin ; puis on recoud les bords de la plaie abdominale et l'on injecte dans l'intestin une solution saturée de bicarbonate de soude, et immédiatement après une solution égale d'acide tartrique. Presque aussitôt, on voit le ventre de l'animal se ballonner considérablement, en raison de la formation d'une quantité notable d'acide carbonique. Ce ballonnement constitue une véritable tympanite, et la rupture de l'intestin ne tarderait pas à arriver si on injectait une nouvelle quantité de gaz. En ouvrant avec précaution l'abdomen, on constate le fait suivant : les anses intestinales, dilatées par place, compriment les anses voisines de façon à empêcher complétement la circulation des gaz ; mais, dès que le ventre est largement ouvert, les gaz se répandent dans tout l'intestin et la tympanite disparaît.

Ceci nous explique pourquoi l'on ne peut produire de tympanite artificielle chez un animal dont le ventre a été préalablement ouvert, car alors la paroi abdominale ne s'opposant plus aux mouvements de la masse intestinale, les gaz passent sans difficulté d'une circonvolution dans l'autre, au lieu de séjourner dans une anse d'intestin qui, dilatée outre mesure, presse les anses voisines contre les parois de l'abdomen.

J'ai produit les mêmes phénomènes en plaçant un

intestin dans un manchon de verre ouvert aux deux extrémités.

C'est par un mécanisme analogue à celui que je viens d'exposer tout à l'heure qu'on voit, dans la tympanite de l'estomac des ruminants, le *rumen* distendu comprimer la caillette qui se trouve au-dessous. De même encore dans la tympanite du cheval, le développement rapide des gaz dans une portion du gros intestin donne lieu à une tumeur gazeuse qui comprime les anses intestinales voisines et empêche les gaz de s'échapper au dehors.

Ce mécanisme de la compression des anses intestinales explique comment une partie des matières contenues dans l'intestin peut être évacuée lorsque la compression devient extrême sans que les gaz soient expulsés.

Enfin, il est facile de comprendre comment, au bout d'un certain temps, l'intestin dilaté perd son élasticité et devient absolument impuissant à réagir sur la masse gazeuse qu'il contient; de là aussi la facilité avec laquelle se reproduisent les accidents de tympanite après une distension extrême de l'intestin.

Traitement. — Le traitement de la tympanite présente deux indications principales que le médecin ne doit pas perdre de vue : 1° évacuer les gaz accumulés dans le tube digestif, 2° empêcher le retour des accidents de tympanite.

La première indication correspond au *traitement de l'accès*, et la seconde au *traitement de la maladie* elle-même.

I. *Traitement de l'accès.* — Le médecin appelé près d'un malade en proie à une tympanite grave, doit se préoccuper avant tout de savoir si la tympanite est *symptomatique* ou *idiopathique*.

Dans le premier cas, il doit autant que possible s'adresser à la cause première de la maladie. On ne peut, en effet, avoir la prétention de guérir par les mêmes moyens les diverses variétés de tympanites, dépendant soit d'une névrose, soit d'une cachexie, soit enfin d'une obstruction intestinale.

C'est donc seulement aux cas de tympanite idiopathique que s'adressent d'une manière véritablement efficace les divers modes de traitement que nous allons passer en revue.

Le traitement devra varier avec le siége de la maladie.

Dans les *tympanites de l'estomac*, par exemple, on voit parfois le gonflement céder à quelques gouttes d'éther, d'eaux de fleur d'oranger, de mélisse ou de menthe. Dans les cas plus graves, il faudra avoir recours aux médicaments de la tympanite, dont nous parlerons plus loin. Dans quelques circonstances, la tympanite ne cédera qu'à l'introduction d'une sonde œsophagienne jusque dans l'estomac.

Dans les *tympanites du côlon*, on a vu souvent le gonflement disparaître après l'administration d'un lavement purgatif, parfois aussi il a fallu avoir recours à l'introduction d'une sonde dans le rectum ; on a même été obligé, pour soutirer les gaz de l'intestin, d'adapter à l'extrémité de la sonde une seringue dont on se servait comme d'une pompe aspirante.

C'est surtout dans la tympanite du côlon qu'on peut dire que les moyens de traitement varient autant que les causes. Il arrive fréquemment que cette forme de tympanite est due à une constipation habituelle et opiniâtre, à un obstacle mécanique agissant sur l'intestin de dedans en dehors ou de dehors en dedans ; alors, c'est la constipation qu'il faut combattre, c'est cet obstacle qu'il faut enlever par les moyens indiqués.

J'emprunte à la thèse du Dr Josat (p. 36) un exemple frappant qui prouvera l'utilité de l'exploration directe dans les cas de tympanite du côlon : « Une vieille femme de 83 ans vint me consulter l'an dernier, pendant un séjour que j'ai fait en Champagne, près de Dormans. Elle accusait surtout une constipation que rien ne pouvait faire cesser; il n'y avait pas moins de trois semaines écoulées depuis sa dernière garde-robe. Cette constipation produisait un gonflement énorme du ventre dans le trajet du côlon. Je me suis assuré que ce gonflement était dû à une forte quantité de gaz. La plupart des fonctions sensitives et nutritives étaient dérangées chez cette pauvre malade. La marche était devenue fort difficile, la respiration gênée et la vue fort troublée. J'eus recours, sans succès, aux purgatifs les plus énergiques. Je me décidai alors à explorer l'anus. J'éprouvai bientôt une résistance d'une nature inconnue : ce n'étaient point les fèces que je touchais, mais un corps mollasse et douloureux, derrière lequel semblaient s'être accumulées les matières stercorales. Je me perdais en conjectures, quand la malade vint à mon secours, en m'avouant qu'après ses dernières couches, ayant voulu se livrer trop tôt à ses travaux des champs, elle avait éprouvé une descente de matrice pour laquelle la sage-femme lui avait introduit une boule de cire qui s'y trouvait depuis sans avoir été ni changée, ni lavée. Or, il y avait de cela cinquante-trois ans !... Qu'on juge de l'état de ce corps après un séjour pareil dans des parties constamment irritées par sa présence, et humectées par la matière ichoreuse qui en résultait. Je me mis sur-le-champ à en faire l'extraction, j'eus une peine infinie... La tympanite disparut, et cette femme fut tout à fait délivrée de la constipation, et de tous les accidents qu'elle développait. »

Les *tympanites de l'intestin grêle* sont les plus difficiles à guérir. On a préconisé dans ces cas un grand nombre de remèdes, notre intention est d'y revenir au chapitre du traitement de la maladie; mais il arrive souvent que tout l'arsenal thérapeutique est épuisé sans résultat : il ne reste alors au médecin qu'une seule ressource, et cette ressource ultime est la *ponction de l'intestin.*

Je crois nécessaire d'entrer à ce sujet dans certains détails.

La ponction a été pratiquée depuis longtemps dans la tympanite. Les annales de la médecine nous apprennent que Van Helmont, dans sa jeunesse, fit exécuter en sa présence la paracentèse dans une tympanite qu'on avait prise pour l'ascite, et qu'après avoir inutilement attendu la sortie des eaux, ayant à la fin ôté le trocart, il en sortit un air putride, répandant une odeur cadavérique, et que le malade mourut dans la journée, quelques heures après l'opération (1). Ce terrible exemple dut pendant longtemps ôter aux chirurgiens l'envie de ponctionner le ventre dans les cas de tympanite.

Cependant Sauvages eut recours à ce moyen chez une femme atteinte de tympanite péritonéale, et il eut, paraît-il, le même insuccès que Van Helmont.

Littre et Combalusier conseillent, néanmoins, d'employer la ponction dans les cas de tympanite grave; il est vrai de dire que ces auteurs ne l'ont jamais pratiquée.

La ponction était donc à peu près abandonnée ou, pour mieux dire, elle n'avait presque jamais été mise en usage jusqu'en 1779, époque à laquelle une observation que nous rapporterons plus loin fut consignée dans le Journal de médecine et de chirurgie.

(1) Ignot. hydrop., nº 44. Acta naturæ curiosa.

L'*acupuncture*, au contraire, comptait un assez grand nombre de partisans. Ten-Rhyne (1) et Kæmpfer (2) vantent beaucoup ce mode de traitement qu'ils disent être journellement employé par les Japonais et les Chinois.

Ambroise Paré raconte qu'il réussit à guérir une tympanite en piquant plusieurs fois les intestins avec une aiguille pour en faire sortir l'air.

Au dire de Mérat (Voy. article *Météorisme* du Dict. des Sciences méd., 1819), Rousset, contemporain d'Ambroise Paré, dit que l'acupuncture a été employée par un chirurgien de ses amis, dans une plaie de l'épigastre, avec issue et étranglement d'une portion d'intestin.

Pierre Low, chirurgien anglais, s'en est, dit-on, plusieurs fois servi dans les hernies inguinales. Garengeot, Sharp et Van Swieten, la conseillent aussi ; ils veulent seulement qu'on se serve d'une aiguille ronde et non pas d'une aiguille coupante. « Il ne faut pourtant pas, ajoute Mérat, que l'aiguille soit trop fine, parce que les mucosités intestinales toucheraient bien vite l'ouverture faite; il ne faut pas non plus qu'elle soit trop grosse, dans la crainte qu'elle n'augmente l'inflammation ; mais je crois que cet inconvénient est moindre que le précédent. Je dois faire observer, dit-il, que, dans les cas dont je viens de parler (ceux de Paré, Rousset, Low, etc.), les acupunctures ont été faites sur des intestins à nu, ce qui facilite et simplifie l'opération, mais je ne vois pas que l'épaisseur des parois abdominales distendues et amincies par le météorisme, puisse ajouter beaucoup de difficulté ou de gravité à l'opération. On pourrait peut-être se servir en place d'aiguille d'un trocart fin, dont la canule retiendrait l'intestin, et permet-

(1) De Arthritide, p. 145.

(2) Amœnit., p. 587. (Voy. Heister chirurg., p. 463.)

trait à l'air de continuer de sortir, en aidant cette sortie de la pression abdominale. »

Ce que Mérat donnait comme une sorte d'hypothèse, avait été pratiquée avec succès quarante ans auparavant. C'est ce qui ressort d'une observation très-remarquable, publiée en 1779, par Dusseaux, maître en chirurgie, à Aurillac. Cette observation, insérée dans le tome LI de l'ancien Journal de médecine, chirurgie, pharmacie, etc., mérite une mention toute particulière.

Observation I.

Il s'agissait d'une jeune fille de 16 à 17 ans qui fut prise tout à coup, le jour où elle attendait ses règles, de coliques avec ballonnement rapide du ventre. M. Brieude, médecin, appelé au bout de vingt-quatre heures, « trouva le pouls petit, serré et convulsif; les extrémités étaient froides et les douleurs de colique très-aiguës. Ce qui le surprit davantage, ce fut l'enflure du ventre que la mère et la malade l'assurèrent être parvenue à ce point si volumineux, depuis si peu de temps. Sa surface était exactement ronde et uniforme, il n'était pas possible de découvrir par le tact aucun gonflement local qni pût faire conjecturer que cette tympanite (car c'en était une) fût intestinale. Elle résonnait sensiblement lorsqu'on frappait dessus, de sorte que tout démontrait qu'il s'était fait une explosion d'air élémentaire dans l'abdomen, laquelle était contenue dans le péritoine.

« Pour expliquer ce phénomène aussi extraordinaire que dangereux, il fallait supposer, dit Dusseaux, qu'un coup de froid, dont l'impression avait été très-sensible à cause de l'apparition prochaine des règles, avait glacé l'utérus et son voisinage; que les humeurs gelées avaient donné lieu à une dissolution phlogoso-gangréneuse qui avait été sans doute accélérée par les remèdes échauffants (la mère de la malade, dans l'espoir d'apaiser ses souffrances, lui avait administré successivement de l'eau-de-vie, de la thériaque et du vin chaud); c'était, dit encore Dusseaux, une personne trouvée dans la neige qu'on avait approchée trop subitement du feu. Ces conjectures, ajoute l'auteur, paraissent assez vraisemblables. »

Cependant il fallait se décider à agir, et la ponction fut résolue.

Voici comment Dusseaux se justifie de cette hardiesse : « Cette explosion d'air, arrivée presque subitement, était certainement dans la cavité de l'abdomen ; aucun remède connu ne pouvait la dissiper assez promptement pour soulager la malade. La ponction était le seul secours efficace en ce moment, elle était nouvelle en pareil cas. Les praticiens la conseillent, mais aucun ne l'avait faite. Elle fut cependant ordonnée par M. Brieude, et je fus appelé à l'instant pour la faire. M. Bouygues, apothicaire, y assista avec nombre de personnes du voisinage. A peine le trocart fut-il retiré que l'air sortit impétueusement et éteignit plusieurs fois la chandelle ; nous fûmes tous surpris de ne point le trouver fétide : nous n'eûmes point la prévoyance de le ramasser pour l'examiner.

« Le ventre de la malade s'affaissait à proportion que l'air sortait, ses douleurs disparaissaient de même, au point qu'elle se crut parfaitement guérie à la fin de l'opération. La canule la gênait ; lorsque le ventre fut aplati, elle ne voulut pas la souffrir, je ne pus que la ceindre avec une serviette.

« Nous nous occupâmes ensuite de faire reparaître les règles et d'arrêter le mouvement de putréfaction que nous supposions être la cause de la tympanite. Les cordiaux acides, les antipasmodiques furent continués à forte dose avec beaucoup de lavage ; toutes nos tentatives furent infructueuses. Les coliques recommencèrent le lendemain, et le cinquième jour la malade fut aussi enflée qu'avant la ponction ; nous la proposâmes une seconde fois, la mère et la fille s'y opposèrent ; des mauvais conseils leur avaient persuadé qu'elle était inutile dès que la rechute était si prochaine. M. Brieude fut forcé de perdre de vue la malade, parce qu'il fut appelé à la campagne. Mes représentations ne furent pas assez puissantes pour la persuader ; elle fut victime de son opiniâtreté et mourut peu de jours après. »

D'autres observations plus récentes prouvent l'innocuité de la ponction dans la plupart des cas.

Observation II.

En 1823, Levrat publiait dans les *Bulletins de la Société médicale d'émulation*, une observation de tympanite intestinale guérie par la ponction de l'intestin grêle : « Pour pratiquer cette opération, dit Levrat, je fis faire un instrument de la grosseur d'une aiguille de bas, terminée par une pointe en forme de trocart, et recouvert par une canule en argent de 15 lignes de longueur.

« Après avoir fait mettre la malade sur son séant et avoir fixé dans le côté droit, entre le nombril et l'épine antérieure et supérieure de l'os des iles, la portion de l'intestin grêle qui formait la saillie la plus prononcée, je portai en un seul temps sur cette partie mon instrument, comme dans l'opération de la paracentèse. Je retirai l'aiguille et laissai la canule ; au même instant, les gaz contenus dans l'intestin s'échappèrent avec sifflement, et l'odeur qu'ils répandaient confirma de plus en plus l'opinion que je m'étais formée sur le siége et la nature de la maladie. Le ventre s'affaissa subitement. Craignant que cet affaissement ne fût porté trop loin et ne nuisît au succès que j'attendais de l'opération, je bouchai la canule et, dans la soirée, je revins tirer encore quelques pintes de gaz : il en sortit fort peu. Le ventre avait repris le volume qu'il a ordinairement à la suite des premières couches.

« Le lendemain de l'opération, la malade, qui était fort bien et qui avait passé une bonne nuit, eut envie d'aller à la garde-robe et rendit, à mon grand étonnement (attendu les lavements et les potions laxatives que je lui avais prescrites), beaucoup de matières fécales de forme globuleuse. Pendant trois ou quatre jours, elle a continué à pousser, de temps en temps, des selles de cette nature. Vingt jours après l'opération, cette dame vaquait à ses affaires. »

Observation III.

Dans la thèse de M. Maisonneuve (1835), nous trouvons une observation de tympanite intestinale survenue chez un jeune étudiant en médecine, par suite d'une constipation opiniâtre.

« La ponction pratiquée dans le flanc gauche donna issue à une grande quantité de gaz. Cette évacuation soulagea instantanément le malade, les accidents de suffocation disparurent tout d'un coup ; mais, après deux heures de calme, il se manifesta de violentes coliques, à la suite desquelles eut lieu une abondante évacuation de matières stercorales endurcies. Le malade succomba dans la nuit. »

L'autopsie démontra une péritonite générale avec peu de sérosité dans le petit bassin ; le point de départ de cette péritonite était une eschare gangréneuse du cæcum. Cette eschare était la véritable cause de la péritonite, à laquelle la ponction était restée complètetement étrangère, puisque l'on constata que la plaie de l'intestin, résultant de cette ponction, était déjà cicatrisée.

Observation IV.

La Gazette médicale, de 1840, rapporte le fait, observé par le Dr Schur, d'un enfant à la mamelle, ayant le ventre uniformément distendu par des gaz amassés dans la cavité péritonéale. Le médecin fit une ponction avec une lancette; cette opération ne donna d'issue immédiate à aucun gaz; mais, l'ouverture ayant été retenue béante à l'aide d'une mèche de charpie, il se forma une hémorrhagie assez abondante; celle-ci fut accompagnée de la sortie d'une grande quantité de gaz et le ventre s'affaissa considérablement. L'enfant, quoique très affaibli, se remit peu à peu et guérit parfaitement.

Observation V.

Dans le *Journal des connaissances médico-chirurgicales* (1842), se trouve consignée l'observation fort curieuse de MM. Richard et Duhordel, d'Evreux.

Le malade, âgé de 21 ans, était atteint d'une tympanite qui, au bout de trois jours, s'était tellement développelée que le médecin, à bout de ressources et craignant une rupture des parois de l'abdomen ou une asphyxie imminente, se décida à faire une ponction à droite et un peu au-dessus de l'ombilic; un flot de gaz inodores s'échappa par la canule du trois quarts et le soulagement fut immédiat. *Il n'y eut pas ombre de péritonite.*

Mais, au bout de deux jours, la tympanite reparut; une deuxième ponction fut faite au voisinage de la première; cette ponction donna issue à des gaz fétides, et cependant *le malade fut soulagé pendant huit jours.* Alors la tympanite reparaissait encore; on fit une troisième ponction, mais les gaz qui s'échappèrent cette fois étaient encore plus infects, « au point de rendre insupportable l'air de l'appartement »

Le malade vecut encore vingt et un jours après cette troisième opération, et deux autres ponctions lui furent faites successivement, à huit jours d'intervalle; ces deux ponctions n'amenèrent aucune espèce de soulagement.

En effet, à partir de la troisième ponction, « le ventre n'était plus tympanisé généralement comme avant les premières ponctions; il n'y avait qu'à la région sus-ombilicale et hypochondriaque gauche que le ballonnement était notable. La matité d'un liquide épanché se faisait sentir à la partie inférieure de l'abdomen, surtout aux régions inguinales, et augmentait tous les jours. »

On constata à l'*autopsie* que la tympanite était le résultat d'une gangrène du poumon qui avait produit une perforation du diaphragme et établi ainsi une communication entre les cavités thoracique et abdominale.

Observation VI.

Le Dr Schuh (1) rapporte dans *le Medicinische Jarbucher des Œsterreichischen Staates* l'observation d'un jeune homme affecté de fièvre typhoïde et dont le ventre s'est énormément distendu au moment où le malade paraissait entrer en convalescence. La pression sur le ventre n'était nullement douloureuse ; la sonorité était uniforme, grave, peu tympanitique; le diaphragme refoulé en haut et le foie tellement en arrière qu'on ne pouvait le découvrir à l'aide de la percussion; le cœur battait derrière la troisième côte, beaucoup au-dessus du mamelon; les poumons comprimés par les gaz, qui remontaient des deux côtés jusqu'à la troisième côte; respiration courte et laborieuse ; anxiété extrême; menaces de suffocation.

La ponction fut faite avec un trocart très-fin à la droite de l'ombilic, en couchant le malade sur le côté gauche. Beaucoup de gaz fétide s'échappa par la canule sans beaucoup de soulagement. Les poumons étaient descendus de la largeur d'une côte; on ne sentait pas encore le foie ; la malade mourut le lendemain.

A l'*autopsie*, on trouva dans le péritoine beaucoup de gaz fétide, de la lymphe plastique, de la sérosité fétide ; dans l'intestin grêle des infiltrations typheuses, sans eschares ni ulcères; les glandes mésentériques tuméfiées, bleues et infiltrées; au côlon transverse gauche, il y avait une eschare perforée, livrant passage aux matières fécales.

Il est important de noter que, dans ce cas, non plus que dans le cas qui fait le sujet de l'observation précédente, la mort n'a pas été la conséquence de la ponction, mais bien de la maladie primitive.

(1) Voy. *Gazette médicale de Paris* (1845).

Observation VII.

Une observation, non moins intéressante, a été recueillie par M. Sainet, dans le service de M. Blache (1).

Le sujet de l'observation est un enfant de 5 ans et demi, qui, lors de son entrée à l'hôpital des Enfants, le 19 juillet 1850, présentait depuis six semaines un gonflement du ventre sans garde-robes ni vomissements. M. Blache diagnostiqua une tympanite intestinale, et le 20 juillet *on pratiqua deux ponctions* au niveau des bosselures avec un trocart explorateur : il sortit un gaz d'une odeur fade et le ventre devint un peu souple.

« Le 21, au matin, le gonflement s'est reproduit ; du reste, même état. — Huile de croton 2 gouttes; charbon, 10 grammes; potion gommeuse avec ammoniaque, 30 gouttes.

« Le 22. Le ventre est plus tendu, pas de selles ; le facies est pourtant assez satisfaisant ; les piqûres qui résultent des ponctions ne sont pas enflammées. *Deux nouvelles ponctions sont pratiquées* qui ne donnent issue qu'à très-peu de gaz, parce que la canule est bouchée par des matières fécales ; pas de vomissements. — Huile de croton, 2 gouttes ; charbon, 10 grammes ; potion gommeuse avec ammoniaque, 30 grammes.

« Le 23. L'enfant a 136 pulsations peu développées, 60 inspirations anxieuses. Il se plaint toujours ; le ventre est plus distendu, les poumons sont fortement refoulés en haut ; quelques selles verdâtres, liquides et peu abondantes, ont été rendues hier. — Compresses froides sur le ventre.

« Les 24 et 25, même état. — Frictions d'éther sur l'abdomen.

« Le 26. Le ventre est toujours très-ballonné ; son clair à la percussion dans tout l'abdomen, excepté au-dessous de l'ombilic, où l'on obtient de la matité. *On fait encore une ponction* qui ne donne issue qu'à peu de gaz ; le ventre s'affaisse un peu, mais le soir il est revenu au même degré de distension ; l'enfant se plaint continuellement. »

A partir de ce jour, il y a des alternatives de tension et d'affaissement du ventre ; on emploie les douches ascendantes froides qui amènent des évacuations abondantes, mais le petit malade s'affaiblit de plus en plus et succombe dans la nuit du 2 au 3 août.

(1) Voy. Thèse de Labric. Paris, 1852.

L'*autopsie*, faite trente-six heures après la mort, démontre l'existence d'une tympanite idiopathique, siégeant dans le gros intestin. « Dans la cavité du péritoine, on ne trouva *aucune trace d'inflammation;* on ne retrouve pas sur l'intestin les piqûres résultant des différentes ponctions que l'on a pratiquées. »

Observation VIII.

J'emprunte encore cette observation à la thèse de M. Labric (1852). Elle a été recueillie par ce médecin, alors qu'il était interne dans le service de M. Piedagnel.

Le malade était un homme de 50 ans qui, depuis neuf jours, était atteint d'une tympanite intestinale qu'aucun remède n'avait pu diminuer, lorsque M. Piedagnel et M. Michon, appelés par lui en consultation, se décidèrent à pratiquer la ponction. « M. Michon la fit avec un trocart explorateur, à cinq travers de doigt au-dessus de l'ombilic, sur la ligne médiane. On enfonça le trocart aux deux tiers et perpendiculairement à la surface abdominale. L'aiguille retirée, il sortit par la canule une quantité considérable de gaz avec quelques gouttes de matière noirâtre liquide, répandant l'odeur de matières fécales. Le ventre diminua considérablement : parois souples, respiration plus facile, cœur revenu à sa position, nombreux borborygmes sous la main qui comprimait les parois abdominales. A mesure que les gaz s'échappaient, la canule du trocart, de perpendiculaire qu'elle était lors de l'opération, devint oblique de haut en bas et d'avant en arrière. Elle fut fixée à demeure, comme cela se pratique chez les animaux auxquels cette opération est souvent faite avec succès; le ventre n'avait plus qu'un mètre de circonférence, on le comprima modérément avec un bandage de corps mouillé avec de l'eau fraiche et recouvert d'une vessie remplie de glace.

« Trois quarts d'heure après l'opération, le malade alla à la selle; il rendit des matières liquides, noirâtres, mêlées de gaz à la suite. Il y fut au moins quinze fois, rendant à chaque fois une quantité considérable de matières. Dans la soirée, le hoquet avait cessé; respiration calme; face gaie; pouls à 100, égal, régulier; pas de miction; on obtint 1 litre d'urine par le cathétérisme. Le malade n'accusait de douleur qu'au niveau de la fosse iliaque, sonore comme tout le reste de l'abdomen. On retira la canule du trocart, par laquelle, au dire du malade, il n'était sorti aucun gaz depuis la visite du matin.»

Pendant cinq ou six jours encore, le malade eut des évacuations alvines abondantes, mais la fièvre ne tombait pas. Les signes d'une péritonite se prononcèrent de plus en plus, et le malade succomba le dixième jour après l'opération.

« A l'*autopsie*, on trouva, avec des traces d'une péritonite ancienne et des indices d'une péritonite aiguë récente, un rétrécissement du gros intestin au niveau de la réunion du côlon ascendant et du côlon transverse, rétrécissement formé par des brides anciennes, nombreuses, cellulo-fibreuses, unissant ces deux portions d'intestin d'une manière très-intime, et les tenant accolées l'une à l'autre dans une étendue de 10 à 15 centimètres... Sur aucune portion de l'intestin, on ne put découvrir les traces de la ponction ; de même sur la portion du péritoine pariétal, correspondant à l'endroit où on avait enfoncé le trocart ; sous la peau, on trouva à ce niveau un foyer purulent. »

On voit que le malade qui fait le sujet de cette observation a succombé à une péritonite ; mais, quoique la canule du trocart ait été laissée dans l'intestin pendant un temps assez long pour pouvoir déterminer des accidents, je ne crois pas que cette péritonite puisse être rapportée à la ponction.

En effet, l'*autopsie* a fait constater les traces d'une péritonite déjà ancienne, qui probablement était passée à l'état suraigu après le nouvel engouement intestinal survenu trois ou quatre jours avant la mort.

Observation IX.

J'ai rencontré dans *le Moniteur des hôpitaux* du 26 mai 1853 une observation lue à l'Académie de médecine par le Dr Miquel (de Tours). Voici le fait : Une dame de 56 ans était atteinte de tympanite intestinale consécutive à une obstruction du tube digestif placé vers la fin de l'iléon. « Une ponction fut faite dans la partie la plus résonnante du ventre avec un trois-quarts de Récamier extrêmement fin. Je choisis pour cela, dit M. Miquel, la partie gauche de l'épigastre. Il sortit avec violence une grande quantité de gaz et deux ou trois gouttes de matières fécales liquides. Il se fit aussitôt une dépression transversale, puis l'écoulement gazeux cessa, quoique le ventre restât tendu. Cette piqûre fut peu douloureuse. Je pensai que la cessation de l'écoulement gazeux tenait à ce que l'instrument plongeait dans des matières fécales trop épaisses (M. Miquel croyait avoir fait la ponction dans le côlon transverse) ; elle fut laissée en place et il se fit une expulsion gazeuse intermittente... »

La canule fut enlevée le septième jour seulement; elle fut remplacée par une sonde de moyen calibre, qui donna issue à beaucoup de gaz et de matières fécales liquides. C'est alors seulement qu'on reconnut l'existence de la tumeur de l'iléon; la sonde fut laissée à demeure, et la malade vivait ainsi depuis plusieurs mois quand l'observation fut présentée à l'Académie.

Avant de clore la série de ces observations, il est bon de rappeler l'innocuité des ponctions faites à Mme X... (voir l'observation rapportée *in extenso* au commencement de ce travail).

Nous savons de source certaine que la ponction a réussi plusieurs fois dans des circonstances analogues. Voici ce que dit à cet égard le Dr Debout (1) : « Nous avons appris de M. le professeur Nélaton que, dans cinq cas au moins, il avait, à l'instigation de Récamier, pratiqué la ponction abdominale, et que non-seulement cette pratique n'avait été suivie d'aucun accident, mais encore que les malades avaient toujours été soulagés, que la tympanite avait même guéri dans un cas ou deux. M. Velpeau nous a également raconté qu'il avait pratiqué deux fois cette opération avec succès dans des cas analogues. »

Observation X.

Enfin, tout récemment (1), une nouvelle observation du même genre a été publiée par le Dr Castagnon (de Plaisance, du Gers).

Ce médecin vient de pratiquer simultanément deux ponctions de l'abdomen chez un malade affecté de tympanite, par suite d'un rétrécissement dans l'S iliaque du côlon. Le malade a succombé le

(1) Voy. *Bulletin de Thérapeutique*, t. XLIV, p. 530.

lendemain, non point à une péritonite résultant de la ponction, mais à la maladie même qui avait provoqué la tympanite. Je lis, en effet, dans cette observation que *depuis longtemps* le malade éprouvait des douleurs dans la fosse iliaque gauche, des coliques fréquentes, des garde-robes fétides, un état permanent de langueur et de cachexie; que depuis quelques jours il avait des vomissements, des coliques et de la diarrhée ; qu'enfin, au moment où l'opération fut pratiquée, ce malade avait le pouls extrêmement fréquent, le facies hippocratique, le hoquet ; il était donc, avant la ponction, dans un état désespéré.

Ajouterai-je que pendant l'opération « des *gaz horriblement fétides* s'échappèrent par la canule du trocart, et que quelques gouttes d'un *liquide brunâtre et nauséabond* apparurent en même temps? » Ne sont-ce pas là les indices d'une affection organique de l'intestin, et faut-il s'étonner de ce que la ponction n'ait procuré au malade qu'un soulagement passager ?

En résumé, il me semble que l'on peut, que l'on doit même pratiquer la ponction toutes les fois que les autres moyens médicaux ont échoué et que la vie du malade est en péril.

Il m'est donc impossible de partager entièrement l'opinion que notre honoré confrère, le Dr Marchal (de Calvi) professe dans une lettre adressée à M. Castagnon, à propos du cas dont je viens de parler. Voici cette lettre : « Je crois comme vous, mon cher confrère, qu'il existait un rétrécissement dans l'S iliaque. Il s'agissait probablement d'une dégénérescence. La connaissance des antécédents de famille aurait ajouté peut-être à cette probabilité.

« Quant au siége de la tympanite, il semble que si elle avait été péritonéale, rien ne se serait opposé à l'issue des gaz *en totalité*. Il est même permis de penser que la ponction, suivant qu'elle procurerait l'issue *complète* ou l'issue *partielle* des gaz, serait le meilleur moyen de dis-

(1) Voy. *la Tribune médicale* du 6 mars 1870.

tinguer la tympanite intestinale de la tympanite péritonéale. Ce qui limite l'issue des gaz dans la tympanite intestinale, ce sont les inflexions de l'intestin par suite de son extrême distension.

« Je regrette que vous n'ayez pas eu à votre disposition l'*aspirateur* de M. Dieulafoy; vous auriez pu multiplier les ponctions, de manière à évacuer les gaz en totalité et à assouplir le ventre, ce qui aurait permis l'exploration de la région suspecte. »

(Qu'on me permette d'ouvrir ici une parenthèse et de dire, contrairement à l'avis de notre très-honoré confrère, que le cas était trop grave pour que l'*aspirateur* de M. Dieulafoy pût faire merveille; et que, du reste, par le seul fait de la multiplication des ponctions, les gaz auraient été expulsés en majeure partie, et le ventre serait devenu souple sans que l'on ait eu besoin de recourir à l'intervention de l'*aspirateur*.)

Observation XI.

« J'ai fait aussi, ajoute M. Marchal, la ponction du ventre dans un cas d'obstacle au cours des matières. La sonorité était *uniforme et extrême*, l'élasticité était tout ce qu'elle peut être, et l'autopsie fit reconnaître une immense tympanite intestinale. Il n'était sorti que très-peu de gaz par la canule, qui avait donné issue en même temps à une petite quantité de matière intestinale très-liquide. Je fus frappé de voir se produire l'érection pénienne aussitôt après la ponction. La mort survint moins d'une heure après l'opération qui avait été pratiquée au moyen d'un trocart du plus faible calibre. Je m'étais bien promis de ne plus recommencer, mais je suis revenu sur cette résolution depuis l'invention de M. Dieulafoy.

« L'obstacle chez mon malade consistait en un rétrécissement fibreux du côlon descendant. Le sujet, quoiqu'il souffrît depuis longtemps, n'était pas cachectique comme le vôtre, probablement parce que la lésion n'était pas une dégénérescence.

« Recevez, etc.... »

Il est regrettable qu'un esprit aussi judicieux que M. Marchal ait été amené par ce premier insuccès à condamner d'une façon presque absolue la ponction intestinale. Peut-être, en faisant une seconde ponction, il aurait pu obtenir l'issue au moins partielle des gaz qui distendaient l'abdomen et le malade eût été soulagé; peut-être aussi a-t-il eu affaire à un cas de péritonite foudroyante, ce que la lecture de son observation ne semble pas indiquer?...

Quoi qu'il en soit, je persiste à croire que la ponction doit être faite dans un grand nombre de cas. A l'appui de mon dire, je citerai quelques observations dans lesquelles, de l'avis même des médecins, la ponction eût pu sauver la vie au malade.

Observation XII.

En première ligne, je mentionnerai le fait publié en 1840, par le Dr Scuhr, dans le *Wochenchrift für die gesammte Heilkunde*. Il s'agissait d'un jeune enfant qui fut atteint quelques jours après sa naissance d'une tympanite abdominale. Cet enfant succomba à la maladie, les parents n'ayant pas permis qu'on fît la ponction. L'*autopsie* démontra que les gaz étaient contenus dans la cavité péritonéale, qu'ils étaient inodores et ne provenaient pas des intestins qui étaient complétement vides.

(Il suffit de se reporter à notre observation IV pour voir que dans un cas identique la ponction avait parfaitement réussi au même docteur Scuhr.)

Observation XIII.

En 1848, M. le Dr Michel Lévy (1) a publié le cas d'un soldat âgé de 25 ans, qui succomba à une tympanite péritonéale idiopathique développée en huit jours. Le jour même de sa mort, dit M. Michel Lévy, « la distension des parois étant portée au maximum et l'as-

(1) Voir *Gazette médicale de Paris*, 1848.

phyxie imminente, je songe à la ponction de l'abdomen, mais l'opération est rejetée dans la consultation que je provoque à ce sujet, et le soir, à neuf heures, le malade expire après douze heures d'angoisses, la face et les extrémités violacées couverts d'une sueur froide et visqueuse. A la contre-visite qui avait eu lieu à trois heures, le pouls était devenu insaisissable ; il y avait 56 à 60 inspirations brèves par minute. »

Il est bien évident pour nous que, dans un cas semblable, la ponction eût présenté des chances réelles de succès.

Observations XIV et XV.

Le Dr Debout, rédacteur en chef du *Bulletin de Thérapeutique*, raconte (1) qu'à son début dans la clientèle il fut appelé « près d'un homme, jeune encore, chez lequel, à la suite de purgatifs répétés, destinés à le débarrasser d'un accès de goutte, il était survenu une tympanite intestinale portée si loin que la suffocation paraissait imminente. Les anses intestinales se dessinaient à travers les parois abdominales, distendues au point que l'on pouvait se demander si ces parois ne se déchireraient pas. Nous songeâmes, dit-il, à ponctionner les anses intestinales ; mais, malgré les bonnes raisons que nous pûmes donner en faveur de cette opération, un médecin des hôpitaux, M. Kapeler, appelé en consultation, refusa de nous couvrir de sa responsabilité ; et, nous inclinant devant son opinion, nous dûmes nous en tenir à des aspirations des gaz intestinaux pratiquées avec une sonde en gomme élastique introduite dans le rectum. Mais telle était la distension de l'intestin grêle que la sonde ne put évacuer les gaz contenus même dans les côlons, et que cette pratique n'eut aucun succès. Le malade succomba quelques heures après, véritablement asphyxié.

Dans un autre cas, chez une femme âgée, atteinte d'une affection organique de l'utérus, une tympanite survenue brusquement comme chez notre premier malade, entraîna également la mort en quelques jours. Les circonstances étaient moins favorables que dans le premier cas, et nous fûmes, par conséquent, moins disposé à recourir à la ponction abdominale, qui eût peut-être prolongé la vie de la malade. »

(1) Voy. *Bull. de Thérap.*, t. XLIV, p. 529.

Observation XVI.

Le *Journal de médecine et de pharmacie de Toulouse* publia en mai 1855 l'observation d'un cas de tympanite abdominale *idiopathique* qui résista à une application de sangsues, aux frictions mercurielles, aux drastiques à l'intérieur et en lavements, à l'introduction d'une sonde dans le rectum, etc. Le malade succomba à une asphyxie rapide, déterminée par la distension extrême de l'abdomen (1).

Je pourrais citer encore plusieurs observations consignées par Portal dans ses *Mémoires sur la nature et le traitement de plusieurs maladies* (2), mais je crois avoir suffisamment démontré l'utilité de la ponction dans les cas graves.

J'invoquerai toutefois, à l'appui de mon opinion, ce passage de la thèse de M. Labric (3) : « La ponction de l'intestin a bien, comme résultat immédiat, l'évacuation des gaz contenus dans le tube digestif, et par suite, l'affaissement du ventre, la cessation des troubles qui résultaient de la distension extrême de l'abdomen, en un mot, le soulagement du malade. Mais ce n'est point à ce seul résultat que l'on arrive en pratiquant cette opération ; on peut encore obtenir la contraction intestinale. En effet, la distension extrême de l'intestin par l'accumulation des gaz devient pour lui une cause d'impuissance ; il ne peut réagir avec énergie sous l'influence des médicaments, et par conséquent ne peut chasser les gaz qui le distendent. On rendra à cet intestin toute sa puissance contractile en enlevant une partie de ce gaz. »

Mais tout en admettant en théorie l'utilité de la ponc-

(1) Voy. *Bullet. de Thérap.*, tome XLIX, p. 333.

(2) Voir tome V, p. 252 et suivantes.

(3) Thèses de Paris, 1852.

tion, un grand nombre de médecins la repoussent par crainte de la péritonite.

Nous avons déjà répondu à cette objection, en montrant l'innocuité de la ponction dans la plupart des cas que nous avons rapportés. Nous pouvons encore étayer notre manière de voir de cette phrase de M. Miquel (de Tours) : « La paracentèse, les ponctions ovariques, comme les exécutent aujourd'hui les médecins prudents, ont démontré que le péritoine peut être piqué sans inconvénient grave. Les travaux des hommes qui se sont occupés de la réunion immédiate des plaies intestinales témoignent que les adhérences de cette membrane séreuse sont bientôt établies. Enfin l'acupuncture faite par M. Michon dans la tympanite typhique nous a appris qu'on peut piquer l'intestin sans grave inconvénient. N'est-il pas prouvé d'ailleurs depuis longtemps que ce qui fait le danger des plaies intestinales, c'est l'épanchement des matières fécales dans le péritoine?... »

Enfin certains médecins timorés nous opposeront un dernier argument : Pourquoi, nous diront-ils, ne pas choisir l'acupuncture de préférence à la ponction?... C'est, leur dirons-nous, parce que la ponction est, à notre avis, moins dangereuse que l'acupuncture. On comprend, en effet, qu'il peut fort bien se faire que la piqûre de l'intestin ne corresponde pas exactement à la piqûre des parois abdominales ; il pourra donc arriver, *lors de l'acupuncture*, que les gaz et même les liquides s'échappent dans le péritoine jusqu'à ce que l'intestin ait recouvré sa contractilité. Dans la ponction, au contraire, la canule de l'instrument forme une sorte de canal qui permet aux gaz et aux liquides de passer facilement de l'intestin au dehors.

En préférant l'acupuncture à la ponction, on s'exposerait donc à provoquer, par excès de prudence, une péritonite que l'on évitera presque toujours en pratiquant la ponction avec un trocart fin.

II. *Traitement de la maladie.* — C'est ici surtout qu'il importe de tenir compte de la distinction que nous avons établie au commencement de ce travail entre les tympanites *idiopathiques* et *symptomatiques*. Dans ces dernières, en effet, le traitement doit nécessairement s'adresser à la maladie qui tient la tympanite sous sa dépendance, car il est bien évident qu'on ne peut guérir par le même moyen une tympanite symptomatique de l'hystérie et une tympanite symptomatique d'un cancer de l'intestin.

Notre étude portera donc tout particulièrement sur les tympanites idiopathiques, contre lesquelles une foule de médicaments ont été préconisés.

Je ne m'arrêterai point aux remèdes ridicules ou même repoussants mis en usage par l'empirisme ancien, comme par exemple le molène cueilli sous le signe du Lion, l'urine d'enfant, les excréments de la chèvre, ceux du loup, du chien, du chat, de la vache, de la poule, le pied de cochon, le cordon ombilical d'un enfant nouveau-né, la verge de taureau, etc., etc. Tous ces moyens, issus de la superstition et de l'ignorance du vulgaire, méritent cependant d'être mentionnés, au point de vue historique seulement.

Les médecins de l'antiquité faisaient grand usage des *révulsifs*. Galien, Oribase, Aétius et Paul d'Egine faisaient extérieurement des applications de graine de moutarde, de suc de Thlapsia ou de Cantharides, dans le but d'attirer les gaz au dehors en changeant l'état des pores de la peau. Galien (1) ne reconnaissait aucun remède supérieur à l'application des ventouses

(1) Method. medendi, lib. XII.

sèches pour la guérison des coliques venteuses. Celse (1) employait aussi, pour dissiper les vents, les fomentations chaudes et sèches ainsi que les frictions sèches aux extrémités supérieures et inférieures.

Bast, célèbre médecin de Lyon, cité par Sauvages dans sa *Nosologie*, traitait les tympanites par des fomentations avec de l'eau froide et avec de l'eau à la glace.

Cullen prétend que plusieurs observations prouvent que la tympanite a été guérie tout à coup et entièrement par l'application réitérée de la neige sur le bas-ventre.

De nos jours, certains praticiens emploient les douches ascendantes froides (voir obs. 7).

On pourrait peut-être rapprocher de cette médication dite *révulsive* le traitement par l'électricité, que l'on peut appliquer soit directement sur le ventre, soit en établissant un courant continu entre la bouche et l'anus, ainsi que le conseille Leroy (d'Etiolles). M. Duchenne (de Boulogne) paraît avoir obtenu quelques succès par ce moyen. C'est là une thérapeutique surtout *applicable à l'accès*.

En même temps que les révulsifs, les anciens employaient volontiers les *carminatifs*, « ainsi appelés, dit Fodéré, parce qu'ils faisaient sortir les vents avec un bruit auquel on pouvait donner une sorte de mesure. » Ces médicaments sont extrêmement nombreux; les plus usités sont : l'angélique, le gingembre, l'ail, l'anis, la coriandre, la badiane, la rue, l'absinthe, le calamus verus, la tanaisie, les baies de genièvre, le fenouil, la cannelle, l'écorce de Winter, la menthe, la mélisse, la serpentaire de Virginie, les vins dits toniques, les teintures amères et aromatiques, etc.

C'est surtout aux tympanites de l'estomac que ces remèdes sont applicables ; mais s'ils ont parfois réussi entre les mains de praticiens expérimentés, souvent aussi,

(1) Cornel. Celse, lib. II, cap. 2.

employés sans discernement, ils ont donné lieu à des aggravations plus ou moins inquiétantes.

Certains médecins ont préconisé les *antispasmodiques* de toute nature : musc, castoréum, camphre, asa fœtida, esprit volatif de corne de cerf, eaux de fleurs d'oranger, de tilleul, de laurier-cerise, opium, belladone, jusquiame, etc., etc.

Fodéré se loue beaucoup de l'emploi de l'opium : quant à nous, nous avons obtenu de bons effets de l'administration de la belladone (voir l'obs. de Mme X...).

Un médecin italien, Tradini (1), a préconisé l'emploi du camphre d'après la formule suivante :

♃ Camphre pulvérisé. . . . . 4 grains.
Extrait gomm. de cinchona off.... 4 grains.

M. f. s. a. une pilule.

(Prendre *pendant les accès* une pilule toutes les quatre heures. Dans l'intervalle des accès deux pilules par jour suffisent. S'il y avait des coliques, il faudrait suspendre la médication.)

Ce traitement avait déjà été indiqué par Mérat (2) : « On se sert très-fréquemment, dit-il, du camphre en bols associé avec le nitre ou donné en lavements au moyen du jaune d'œuf, qui sert à le suspendre dans l'eau. Le camphre est effectivement un des moyens les plus efficaces pour combattre le météorisme, même accompagné de symptômes de réaction ; on en fait usage depuis longtemps dans cette circonstance. »

Le Dr Giuseppe Santoli (3) cite plusieurs cas de tympanites guéries par le traitement suivant : *trois grains de musc* et *douze grains de gomme ammoniaque* sont la dose ordinaire pour un jour. On en fait trois pilules, dont le

(1) Voy. *Gaz. méd. de Paris*, 1835.
(2) Voy. art. *Météorisme* du Dict. des Sciences médicales.
(3) Voy. *Gaz. méd. de Paris*, 1836.

malade prend une le matin, la seconde à midi et la troisième le soir. « Je tiens cette recette, dit Santoli, d'un vieux médecin praticien qui l'avait reçue lui-même d'un autre, lequel avait été son ancien maître, en sorte que ce n'est point à proprement parler une invention nouvelle, bien qu'elle soit restée inconnue ou oubliée, comme il arrive aux choses qu'on ne confie qu'à la tradition. »

Et plus loin, il ajoute ceci : « Je dois terminer par une observation importante : c'est que le remède agit comme évacuant, puisqu'il apparaît dès les premiers moments une sueur visqueuse continue, bien que peu abondante, et les fonctions du ventre non-seulement reprennent le rhythme périodique, mais encore les selles étaient constamment de deux par jour. »

La médication *évacuante* ou *purgative* a eu aussi de nombreux partisans. Fodéré (1) conseille de prendre de temps à autre deux grains de rhubarbe concassée et une pincée de semences d'anis. « On doit, dit-il, enfermer ces médicaments dans un nouet de linge fin, et les tremper pendant la nuit dans une tasse d'eau chaude; on avale cette eau le matin après avoir légèrement exprimé le nouet, et on continue tant que l'eau colorée est amère. »

Il est facile de comprendre que cette méthode de traitement a dû compter des succès fréquents dans les cas où l'obstruction d'une anse intestinale par les fèces avait occasionné la tympanite.

Mais si les purgatifs légers ont pu être favorables dans certaines circonstances, au contraire l'administration des purgatifs énergiques a été souvent la cause d'accidents de tympanite.

(1) Voy. Essai de pneumatologie, p. 105.

Il nous suffira d'en citer un exemple rapporté par Sydenham. Il s'agissait d'une pauvre femme âgée d'environ 55 ans, et atteinte d'hydropisie, à laquelle l'Hippocrate anglais avait prescrit un traitement purgatif. « Secundo notatu dignum erat, dit Sydenham, quod « curatione fere absoluta si quando vapores a catharti« cis commoti tumultuarentur : venter, maxime versus « ad superiora, intumescebat, tanquam novo aquarum « proventu denuo repletus foret, quod tamen fieri non « posse sciebam, cum ita parce bibisset : ac proinde tu« morem illum a flatibus quos peperit αταξια ista a ca« tharticis provocata, tantum oriri : quod meum judi« cium eventus comprobavit. Licet enim vel congium « aquæ eo die quo purgabatur ejecisset, mox tamen « cœpit intumescere, nec remittebat tumor ille, ad gut« tur usque assurgens et dyspnæa affligens, donec cor« pus, a purgantium molestia liberatum, statum natu« ralem ac quietem reciperet : quo facto, et tumor et « cœtera symptomata derepente evanescebant, donec a « succedente catharsi de novo irritarentur..... »

Haller, Laborde, etc., rapportent aussi des exemples d'un météorisme plus ou moins considérable de l'abdomen déterminé par l'administration des purgatifs.

Il faut donc être très-circonspect dans l'emploi de ce mode de traitement.

Et, soit dit ici en passant, les purgatifs ne sont pas les seuls agents capables de donner naissance à la tympanite.

Hippocrate (1) avait déjà remarqué que l'usage du *laserpitium* (σιλφιον, *ferula tingitana*), pouvait donner naissance chez quelques individus à l'affection qu'il désigna sous le nom de *cholera sicca* et qu'il décrit ainsi : « In « cholera sicca, venter inflatur, et strepitus insunt, et

(1) Hippocr. *De Vict. rat. in acut.*, lib. IV.

« laterum ac lumborum dolor, nihil quo infra dejicit « alvus; sed astringitur... »

L'administration intérieure du *sublimé corrosif* peut souvent donner lieu à du météorisme, ainsi que Gérardin l'a observé à l'hôpital de Strasbourg (1).

Le même phénomène se rencontre également dans les empoisonnements causés par les *champignons* (Mémoires de la Société royale de médecine), par l'*arsenic* (Walther), la *noix vomique* (Hillefeld), la *ciguë aquatique* (Wepfer), etc. Collomb rapporte que l'usage prolongé de l'*aconit* peut donner naissance à la tympanite.

C'est à la matière médicale homœopathique qu'il appartient d'étudier l'action de ces diverses substances et d'en faire l'application à la thérapeutique des tympanites.

Mais nous n'en avons pas fini avec les divers moyens employés pour guérir la tympanite. On a mis en usage les *antiphlogistiques* de toute nature : saignées, sangsues, cataplasmes, bains tièdes, fomentations avec la décoction de guimauve, de morelle, de têtes de pavot; embrocations huileuses, avec le baume tranquille; enfin la *poudre tempérante* de Stahl, composée de cinq parties de sulfate de potasse, de cinq parties de sel de nitre, et de deux parties de sulfure de mercure rouge.

D'autres médecins, non moins audacieux, ont essayé de faire ingérer aux malades des balles de plomb et du mercure coulant pour *désobstruer* l'intestin.

La théorie des pneumatoses devait nécessairement conduire à employer les médicaments dits *absorbants*. Aussi les médecins eurent-ils recours successivement à la poudre d'yeux d'écrevisse, au carbonate de magnésie, à la magnésie pure, à l'eau de chaux, aux divers oxydes de fer, de plomb, d'étain réduits en poudre impalpable (Boerhaave), au charbon pulvérisé, etc.

(1) Thèses de Paris, 1814.

Nous n'en finirions pas si nous voulions faire une énumération complète des médicaments employés dans la tympanite; celui qui veut se faire une idée du chaos qui règne encore aujourd'hui dans la thérapeutique de cette maladie, n'a qu'à jeter un coup d'œil sur la nomenclature des remèdes contre la pneumatie dont l'énumération pure et simple occupe treize pages du cinquième volume de Portal.

Nous nous bornerons donc à mentionner la *noix vomique*, la *bryone*, et nous passons immédiatement au *taraxacum* qui doit être considéré comme le remède principal dans les cas de tympanite.

Ce médicament, qui nous a si bien réussi dans le cas déjà cité de Mme X***, et depuis ce temps dans plusieurs circonstances moins graves, nous a été révélé par la lecture de ce passage de la thèse du Dr Josat (Paris, 1840): « Douze observations qui m'appartiennent et qu'il serait trop long de détailler ici, m'autorisent à donner comme ressource presque infaillible dans les cas de tympanite de l'iléon appelés d'ordinaire *borborygmes* et dus à la cause dont il s'agit ici (débilitation générale) l'usage de la racine du *leontodon automnal*, toujours sous forme pilulaire..... »

Nous pensâmes que ce *leontodon automnal* n'était autre que le *taraxacum leontodon*, et nous fûmes confirmé dans cette idée par ce passage de Fodéré (1) : « Je me décidai, il y a déjà plus de quarante ans, sans y avoir encore aucune confiance, à essayer à petites doses, qui ne pussent pas nuire, des pilules de 2 à 4 grains d'extrait de saponaire, de *taraxacum* et de trèfle d'eau, mélangés avec le savon officinal, quelquefois avec addition d'un quart de grain de mercure doux par pilule, pour en

(1) Essai de pneumatologie, 1829.

prendre une à deux par jour, et augmenter insensiblement la dose; en même temps je faisais couvrir la partie enflée et douloureuse d'un large emplâtre de diachylon gommé, épais de 2 à 3 lignes, et je restais en observation. Cette médecine, aidée d'un régime convenable, a plusieurs fois surpassé mes espérances; depuis plus de quarante ans que je la mets en pratique, elle m'a appris à ne pas croire avec trop de promptitude à l'existence des maladies organiques de ce genre, et à ne pas toujours en désespérer. »

Quant à nous, nous employons le taraxacum en teinture alcoolique, à la dose de 6 à 12 gouttes pour 200 gr. d'eau. Nous en faisons prendre toutes les heures une cuillerée *au moment de l'accès*, ou deux cuillerées par jour dans les intervalles, et jusqu'à présent ce mode de traitement nous a parfaitement réussi.

Enfin, pour éviter le retour des accidents de tympanite, il convient surtout de se mettre en garde contre les différentes causes qui peuvent donner lieu au développement des gaz. Ces causes peuvent être rangées sous cinq chefs principaux, qui sont :

1° Le défaut d'exercice musculaire, les professions sédentaires et celles qui exigent une tension continue des facultés intellectuelles;

2° Le séjour dans les lieux froids, humides et bas:

3° Une existence monotone et ennuyeuse (le *spleen* des Anglais);

4° L'abus des plaisirs de l'amour, et l'onanisme aussi bien que la continence absolue;

5° Une alimentation irrégulière ou composée surtout de substances féculentes ou fermentescibles.

Le régime est donc une condition assez importante à observer dans le traitement des tympanites. Aussi ne puis-je résister au désir de citer, en terminant, un passage de Fodéré (1), dans lequel ce médecin, atteint lui-même d'une tympanite chronique, s'exprime ainsi : « Il n'est certes aucun doute que les choux, les pommes de terre, les légumineuses, les fécules, les fruits crus, et en général tout ce qui est capable de fermenter, ne doivent être évités par ceux qui sont sujets aux vents ; mais il ne faut pas oublier, d'autre part, que les laboureurs, les gens de peine, et ceux qui vivent en plein air, usent habituellement de ce genre de nourriture sans en être incommodés. J'ai remarqué sur moi-même que je puis impunément en faire usage, quand je fais un grand exercice, soit à pied, soit en voiture, et surtout quand je voyage à pied dans les montagnes, quoique je m y fatigue beaucoup ; mais je dois renoncer à ces aliments aussitôt rentré chez moi, et livré de nouveau aux travaux du cabinet, forcé alors, sous peine de souffrir cruellement de toutes les manières, de n'user que de pain de froment bien cuit et d'une nourriture animale composée d'œufs et de chair d'animaux adultes, en petite quantité à la fois. Au surplus, quelque salutaire que soit en lui-même le régime alimentaire qu'on ait adopté, sa continuation cesse souvent d'être utile, par l'effet de l'habitude ou de la monotonie, qui agit désagréablement, tant sur nos facultés physiques que sur nos facultés morales, ce qui fait que nous devons le changer quelquefois, même pour un plus mauvais, c'est-à-dire que nous devons ou interrompre l'excitation gastrique par le jeûne ou l'animer par de nouveaux stimulants; à quoi se rapportent : 1° la maxime attribuée à Hippocrate, et qu'il faudrait bien se garder de suivre dans les maladies organiques, qu'il est bon de faire de temps à autre un excès de table ; 2° qu'ayant interrompu

(2) Voy. Essai de pneumatologie, p. 93.

quelquefois la vie sobre que je mène en allant dîner hors de chez moi, j'ai eu mes coliques soulagées, loin d'avoir été plus fatigué comme je le craignais ; 3° l'avantage que je retirais pour la guérison de mes malades, lorsque je faisais de la médecine de campagne, et que je ne pouvais pas les visiter assez souvent, de la méthode métasyncritique de Cœlius Aurelianus, que cet auteur appelle plus spécialement *récorporative*, composée des deux cycles *résumptif* et *métasyncritique*, qui consistait à leur prescrire l'abstinence pendant un certain nombre de jours, puis de prendre des aliments et du vin, en quantité que je déterminais pour chaque jour, mais le tout avec plus de modération que ne le voulait l'auteur cité. »

« L'ordre, dit-il, du *cycle résumptif* est le suivant : le « premier jour, on ne nourrit qu'avec un peu de pain « et de l'eau pure, ou même on ne donne rien, si le ma- « lade peut le supporter ; le second, après un léger exer- « cice et une onction huileuse, on donne seulement le « tiers de la nourriture accoutumée, consistant en pain « bien fermenté avec des œufs, des légumes, du pois- « son ou des oiseaux, ce que l'on continue pendant deux « à trois jours, suivant que les forces le permettent ; le « cinquième jour, la nourriture est augmentée d'un tiers, « et consiste en gibier, en pigeons ou en oiseaux de « basse-cour ; après trois à quatre jours de ce régime, « on ajoute la quantité de pain qui complète la portion « accoutumée, et l'on permet les viandes de boucherie « et des légumes plus grossiers ; l'on se conduit pour la « quantité de vin qu'on doit accorder et pour l'exercice, « en proportion de la quantité permise d'aliments. Ce « cycle qui est de neuf jours étant terminé, on passe au « cycle *métasyncritique :* le premier jour, le malade est « tenu à une abstinence complète ; le second, après un « léger exercice et l'onction huileuse de tout le corps,

« on permet la troisième partie du pain accoutumé, et « autant de viande rôtie ou bouillie et salée, accompa-« gnée de câpres, de moutarde, d'olives vertes confites « et du tiers de la quantité de vin usité, ce qui durera « deux à trois jours ; puis on ajoute un second tiers à la « nourriture et à la boisson, et l'on passe à l'autre tiers « au quatrième jour, donnant même alors de la viande « de porc, et l'exercice dans la même proportion. Au lieu « de diviser les aliments en trois parties, on les divise « en quatre, ce qui augmente l'étendue du cycle... »(1). Outre les raisons rapportées plus haut, on ne saurait croire, dit Fodéré, combien cette ordonnance de régime inspire de la confiance aux malades, dans un temps où la diététique est si fort négligée, et je ne saurai trop la recommander. »

(1) Cœlii Aureliani. Morb. chronic., lib. I, cap. 1.

Paris. — Typ. A. Parent, r. Monsieur-le-Prince, 31

EN VENTE CHEZ J.-B. BAILLIÈRE ET FILS, RUE HAUTEFEUILLE, 19.

JOUSSET (P.). Éléments de médecine pratique, contenant le traitement homœopathique de chaque maladie. 2 forts vol. in-8°. 15 fr.

TESSIER (J.-P.). Cours de médecine générale. Grand in-8. 3 fr.

DAVASSE. La syphilis, ses formes et son unité. Paris, 1864, in-8 de 560 pages. 8 fr.

TESSIER (Jean-Paul). Esquisse de sa vie, de son enseignement, de sa doctrine, par le Dr A. Milcent, ancien interne et lauréat des hôpitaux de Paris; suivie d'une *Lettre sur Magendie, Récamier, J.-P. Tessier*, par le Dr Davasse, ancien interne des hôpitaux de Paris, chevalier de la Légion d'honneur. Grand in-8 de 132 pages. 2 fr. 50

IMBERT-GOURBEYRE. — Lectures publiques sur l'hommopathie faites au palais des Facultés de Clermont-Ferrand. 1865. J.-B. Baillière. 3 fr.

GALLAVARDIN (de Lyon). **Causeries cliniques homœopathiques**, In-8. 5 fr.

PROST-LACUZON. Formulaire pathogénétique usuel, ou Guide homœopathique pour traiter soi-même les maladies. Troisième édition. In-18. 6 fr.

CHAPIEL, docteur en médecine de la Faculté de Paris. **Des rapports de l'homœopathie** avec la doctrine des signatures. Lettre à M. le Dr Frédault. Paris, 1866, in-12 de 184 pages. 2 fr. 50

ANGLADA. Études sur les maladies nouvelles et les maladies éteintes pour servir à l'histoire des évolutions séculaires de la pathologie par Ch. Anglada, professeur de la Faculté de médecine de Montpellier. 1869, in-8. 8 fr.

LORAIN. Études de médecine clinique faites avec l'aide de la méthode graphique et des appareils enregistreurs. — **Le pouls**, par le Dr Lorain, médecin de l'hôpital Saint-Antoine, professeur agrégé à la Faculté de médecine. 1870, in-8 avec 450 planches.

WOILLEZ. Dictionnaire de diagnostic médical comprenant le diagnostic raisonné de chaque maladie, leurs signes les méthodes d'exploration et l'étude du diagnostic par organe et par région, par E.-J. Woillez, médecin des hôpitaux de Paris. 2e édition, Paris 1870, in-8 avec figures.

FRÉDAULT (F.). Des hémorrhoïdes. 1 vol. in-8. 5 fr.

JOUSSET (P.). Conférences publiques sur l'homoeopathie. La réforme de Hahnemann prise pour base d'une thérapeutique positive.

HÉRING (C.), de Philadelphie. **Médecine homœopathique domestique.** Traduction nouvelle sur la 12e édition allemande, augmentée d'indications nombreuses, et précédée de Conseils d'hygiène et de thérapeutique générale, par M. Léon Simon fils, 1 vol. in-18 jésus de 700 pages, avec 168 figures, cartonné. 7 fr.

Nouveau Dictionnaire de médecine et de chirurgie pratiques, illustré de figures intercalées dans le texte, rédigé par Benj. Anger, Em. Bailly, Barallier, Bernutz, Bert, Bœckel, Buignet, Cusco, Denucé, Desnos, Desormeaux, A. Després, Devilliers, Alf. Fournier, Gallard, H. Gintrac, Gombault, Gosselin, Alph. Guérin, A. Hardy, Heurtaux, Hirtz, Jaccoud, Jeannel, Kœberlé, Lannelongue, S. Laugier, Ledentu, Liebreich, P. Lorain, Lunier, Luton, Marcé, A. Nélaton, Ollivier, Oré, Panas, Maurice Raynaud, Richet, Ph. Ricord, Jules Rochard (de Lorient), Z. Roussin, L.-A. de Saint-Germain, Ch. Sarazin, Germain Sée, Jules Simon, Siredey, Stoltz, A. Tardieu, S. Tarnier, Valette (de Lyon), Verjon, Auguste Voisin.

Directeur de la rédaction : le Dr Jaccoud

Se composera de 25 volumes grand in-8° cavalier de 800 pages. Prix de chaque volume avec figures intercalées dans le texte. 10 fr.

Les douze premiers volumes sont en vente.

A. Parent, imprimeur de la Faculté de Médecine, rue Mr-le-Prince, 31.

www.ingramcontent.com/pod-product-compliance
Ingram Content Group UK Ltd.
Pitfield, Milton Keynes, MK11 3LW, UK
UKHW020440230726
13925UKWH00004B/1756